DE
LA PARALYSIE
PSEUDO-HYPERTROPHIQUE

DE
LA PARALYSIE
PSEUDO-HYPERTROPHIQUE

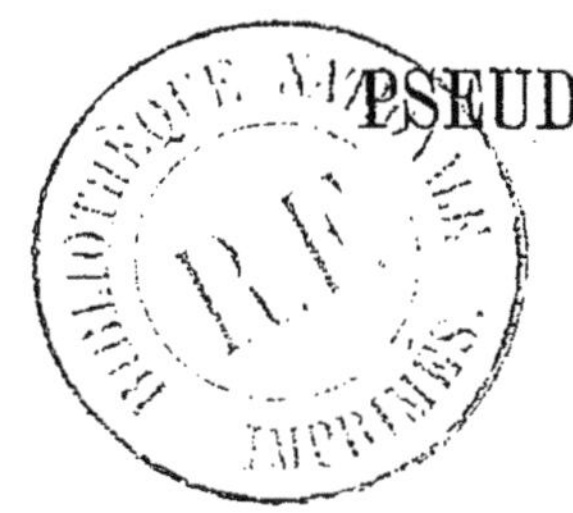

PAR

Henri MAHOT,

Docteur en médecine de la Faculté de Paris,
Interne des hôpitaux de Paris,
Ancien interne lauréat des hôpitaux de Nantes.

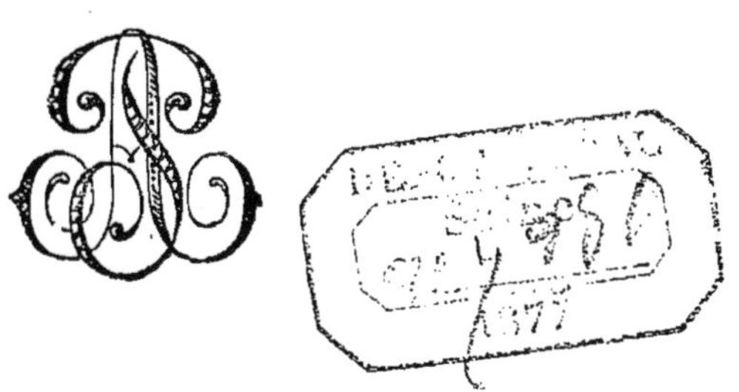

PARIS

A PARENT, IMPRIMEUR DE LA FACULTE DE MEDECINE

RUE MONSIEUR-LE-PRINCE, 29-31

1877

LA PARALYSIE

PSEUDO-HYPERTROPHIQUE

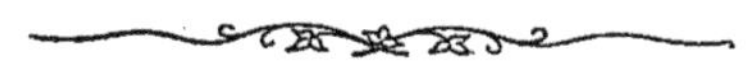

INTRODUCTION.

Pendant notre internat dans le service de notre maître, M. le Dr J. Simon, à l'Hôpital des Enfants, nous
avons eu la bonne fortune de rencontrer un cas de paralysie pseudo-hypertrophique. Ce sont les quelques
recherches auxquelles nous nous sommes livré à l'occasion de ce fait intéressant que nous publions ici.

Nous n'avons pas la prétention de décrire une maladie nouvelle; bien qu'elle ne soit connue que depuis
une vingtaine d'années à peine, l'histoire de la paralysie pseudo-hypertrophique a été tracée de main de
maître. En faisant connaître quelques observations iné-
dites, en discutant les derniers travaux publiés sur ce
sujet, nous n'avons qu'un seul but : appeler l'attention
des observateurs sur cette affection grave dès son dé-

but, qui, suivant l'expression de Duchenne, trompe longtemps les familles et marche presque toujours insidieusement vers une terminaison fatale.

Maladie de l'enfance ou de l'adolescence, la paralysie pseudo-hypertrophique est cliniquement constituée par une diminution notable de la contractilité volontaire, débutant en général par les muscles moteurs des membres inférieurs, avec augmentation de volume, soit de quelques-uns, soit de presque tous les muscles paralysés.

Cette dénomination de paralysie pseudo-hypertrophique lui fut donnée par Duchenne, dans un mémoire publié en 1868.

Dans presque toutes les monographies qui en ont été faites, chaque auteur la présente sous un nom différent; c'est ainsi que Griesinger adopte la simple désignation d'*hypertrophie musculaire*.

Fritz et Tuefferd celle de *paralysie avec surcharge graisseuse interstitielle*.

Heller appelle la maladie que nous décrivons *lipomatose luxuriante progressive*.

Nous rappelons cette synonymie seulement pour mémoire ; la dénomination de paralysie pseudo-hypertrophique demeurant à notre sens la plus convenable à tous égards.

En terminant cette introduction, qu'il nous soit permis de remercier notre maître, M. J. Simon, puis M. Bergeron et M. Cadet de Gassicourt, et enfin notre collègue et excellent ami Decaisne, qui a bien voulu faire pour nous quelques recherches dans les auteurs anglais.

La découverte de la paralysie pseudo-hypertrophique est de date toute récente. Comme tant d'autres maladies de la pathologie musculaire, elle doit son existence scientifique à Duchenne (de Boulogne). Avant lui, quelques observateurs avaient bien, il est vrai, publié des faits qui se rattachent évidemment à la maladie qui nous occupe ; mais ces faits isolés, présentés d'ailleurs comme des curiosités pathologiques, étaient passés inaperçus.

C'est en 1858 que Duchenne entrevit, pour la première fois, l'existence de la paralysie pseudo-hypertrophique, en recueillant minutieusement l'observation d'un enfant qui fut présenté à sa clinique par M. Bouvier. Quelques faits absolument analogues s'étant offerts à lui pendant les années qui suivirent, il se crut autorisé, dans son édition de 1861, de l'*électrisation localisée*, à en faire connaître les caractères principaux, se réservant toutefois, comme il le dit lui-même, d'en donner une description plus complète sitôt qu'il pourrait s'appuyer sur des faits plus nombreux et mûris par le temps.

A cette époque, Duchenne, se fondant sur le fait de l'intégrité de la contractilité électro-musculaire qu'il avait cru constater, et sur celui de l'existence des mouvements réflexes pendant les mouvements volontaires, dans cette forme de la paralysie de l'enfance dont il étudiait les symptômes, la dénommait *paraplégie hypertrophique de l'enfance de cause cérébrale.*

Peu de temps après la publication de ce premier travail de Duchenne, Spielmann (*Gazette méd. de Strasbourg*,1862), commentant une observation recueillie dans le service du professeur Schutzenberger, pressent que la paralysie pseudo-hypertrophique n'est pas d'origine cérébrale, car, chez son malade, les fonctions du cerveau sont intactes; d'autre part, l'inégale répartition de la paralysie, l'absence de troubles dans l'excrétion urinaire et dans la défécation, lui font repousser l'hypothèse d'une affection de la moelle.

L'auteur se trouve donc conduit à admettre ; soit une lésion de nutrition du système musculaire : soit une altération des nerfs trophiques, peut-être même des racines antérieures.

« Quant à l'hypertrophie des gastro-cnémiens, dit Spielmann, elle paraît être réelle, mais notre conviction n'est pas complète à cet égard, l'hypertrophie pouvant être due au développement du tissu adipeux dans l'intérieur du muscle. »

Ces deux pressentiments de Spielmann sur la nature purement myopathique de l'affection et sur l'apparence pseudo-hypertrophique des muscles augmentés de volume, ne devaient pas tarder à être justifiés.

En effet, en 1865 (*Arch. der Heilkunde*, fait *de Griesinger*), Billroth pratiquant l'examen histologique d'un fragment excisé du deltoïde, démontrait que l'augmentation de volume des muscles était bien due au développement d'un tissu pathologique, et à peu près vers la même époque, Eulenburg et Cohnheim, dans la première autopsie qui fut faite, trouvèrent le système nerveux central exempt de toute altération appréciable.

En 1868, Duchenne qui, depuis 1861, avait eu l'occasion d'observer douze enfants atteints de cette singulière affection, lui consacra un long mémoire où, rectifiant quelques-unes des idées émises dans son travail de 1861, il adopta définitivement la dénomination de paralysie pseudo-hypertrophique, et en donna une description magistrale à laquelle nous aurons largement à emprunter.

Pour terminer, il ne nous reste plus qu'à citer les recherches histologiques que M. le professeur Charcot a faites, il y a quelques années, sur les muscles et le système nerveux d'un enfant mort dans le service de M. Bergeron ; et l'article de Kelsch dans le *Dictionnaire encyclopédique* où se trouvent rassemblés tous les documents qui concernent la question.

Ces travaux sont les plus importants qui aient été publiés sur la paralysie pseudo-hypertrophique. Dans l'étude qui va suivre, nous rappellerons autant que possible, à l'occasion de chaque fait clinique intéressant, les observations ou mémoires où ce fait est étudié plus particulièrement.

SYMPTÔMES ET MARCHE.

Lorsque la paralysie pseudo-hypertrophique se présente à l'observateur dans sa période d'état, avec tout l'ensemble des symptômes qui la caractérisent, le diagnostic ne peut offrir de difficultés, il s'impose de lui-même. Mais il n'en est pas de même au début, lorsque les troubles de motilité sont seuls en cause, et les difficultés sont plus grandes encore dans les périodes terminales, si les renseignements qui doivent remonter à une époque souvent fort éloignée font défaut.

Avant d'entrer dans la discussion de chaque symptôme pris isolément, nous croyons utile de donner une idée générale de la marche et des caractères principaux de la maladie en exposant, dans tous leurs détails, deux observations que nous avons recueillies, l'une dans le service de notre maître M. J. Simon, la seconde dans le service de M. Bergeron.

Ces observations seront pour nous deux types de la paralysie pseudo-hypertrophique dans sa période d'état et dans sa période terminale.

Une troisième observation, que nous devons à l'obligeance de M. Cadet de Gassicourt, nous permettra de compléter le tableau que nous nous proposons de tracer.

OBSERVATION I.

Hôpital des Enfants-Malades (service de M. J. Simon).

Jacques (Pauline), âgée de 7 ans, entrée le 24 avril 1877, salle Sainte-Marie, lit n° 3. (Personnelle.)

Antécédents. — L'enfant a été élevée au sein jusqu'à l'âge de 2 ans; elle a marché à 17 mois et jusqu'à l'âge de 6 ans elle marchait et courait comme les autres enfants de son âge.

En remontant dans l'histoire de ses ascendants nous ne trouvons rien qui puisse nous intéresser.

Son frère, plus jeune, et sa sœur, plus âgée, son bien portants.

Notons enfin que la petite malade habitait une chambre au second étage, exposée au soleil et nullement humide.

Début de l'affection. — Il y a un an environ, elle commença à boiter sans causes appréciables, ni traumatisme, ni marches exagérées; sa mère remarqua qu'elle se fatiguait plus vite qu'à l'ordinaire, soit dans la marche, soit dans la station debout.

Depuis lors, l'enfant aurait eu, à plusieurs reprises, des accès de fièvre d'une durée de huit à dix jours, et pendant le mois de janvier 1877, un gonflement des extrémités inférieures accompagné de cynanose et de refroidissement notable.

Dès cette première période, la marche de l'enfant a pris ce caractère tout particulier de dandinement sur lequel nous reviendrons; et depuis six mois à peu près l'ensellure s'est prononcée ainsi que la tuméfaction des fesses.

Avant les premiers troubles de la marche, l'enfant était très-forte et grasse; depuis, la mère nous dit que la partie supérieure du corps s'est amaigrie, en même temps que les fesses augmentaient de volume.

Examen de l'enfant le 24 avril 1877. — L'enfant nous est présentée pour la faiblesse des membres inférieurs; au dire de sa mère, elle ne peut marcher quelque temps sans être forcée de se reposer; elle ne souffre pas, d'ailleurs, en marchant, et la pression, en quelque point que ce soit, n'est pas douloureuse. C'est une petite fille de belle apparence, au teint légèrement brun, ayant bon appétit et bon sommeil.

La malade étant debout et au repos, ce qui frappe dans son

examen, au premier coup d'œil, c'est la cambrure lombo-sacrée et le volume exagéré des fesses.

La partie supérieure du tronc est rejetée en arrière pour permettre à l'enfant de garder l'équilibre. La verticale qui tombe de l'apophyse épineuse d'une des premières vertèbres dorsales répond au sillon interfessier, et la distance qui sépare cette verticale de la partie profonde de l'ensellure mesure 0,05 cent. environ.

Les cuisses sont légèrement fléchies sur le bassin et les jambes sur les cuisses; mais si on commande à l'enfant de se redresser, elle y parvient pour quelques instants. Dans la position assise, cette cambrure exagérée disparaît pour faire place à une convexité légère. Les fesses sont très-volumineuses; elles forment deux masses arrondies qui étonnent à l'examen le plus sommaire.

Les cuisses et les mollets ne sont pas hypertrophiés. Il en est de même des membres supérieurs; au contraire, les muscles spinaux sont manifestement atrophiés et toute la partie supérieure du tronc est amaigrie.

La marche de l'enfant mérite une étude spéciale : elle s'incline en portant toute la partie supérieure du corps, du côté où elle pose le pied sur le sol, d'où cette sorte de dandinement caractéristique qui a frappé tous les observateurs. Les jambes ne sont pas plus écartées qu'à l'état normal.

Lorsque l'enfant se baisse pour ramasser un objet, elle se relève sans grande difficulté. Elle n'offre aucun des signes qui caractérisent le pied bot équin, si fréquent dans les dernières périodes de la maladie. Pas de contractions fibrillaires, ni de crampes; pas de coloration anormale des extrémités.

L'intelligence est assez développée; cependant l'enfant est allée pendant quatre ans à l'école sans pouvoir apprendre à lire.

La sensibilité est conservée dans tous ses modes. L'exploration électrique (faradisation), pratiquée avec soin, nous a permis de constater un affaiblissement notable de la contractibilité électro-musculaire, non-seulement dans les muscles fessiers, mais dans toute l'étendue des membres inférieurs.

Toutes les autres grandes fonctions de respiration, de digestion, de circulation s'exécutent régulièrement.

Les urines ne contiennent ni sucre, ni albumine.

L'enfant urine assez souvent dans son lit; mais nous n'avons pu savoir exactement si cet accident devait être mis sur le compte de la paresse ou bien s'il était involontaire.

5 *juillet* 1877. — Depuis son entrée à l'hôpital, l'état général de la petite malade s'est maintenu très-bon ; elle se lève toute la journée et joue avec les autres enfants ; il semble, en un mot, qu'il y ait au moins un temps d'arrêt dans la marche de l'affection dont elle est atteinte.

Le traitement se résume en bains sulfureux, toniques, exercice en plein air.

OBSERVATION II.

Hôpital Sainte-Eugénie, service de M. Bergeron.

Barré (Auguste), âgé de 9 ans, entré le 2 février 1874, salle Saint-Benjamin, lit n° 4. (La première partie de cette observation nous a été communiquée par M. Bergeron.)

Antécédents. — L'enfant a été élevé au sein jusqu'à l'âge de 20 mois.

Il n'a jamais eu d'autres maladies que celle qui l'amène aujourd'hui à l'hôpital, c'est-à-dire une paralysie pseudo-hypertrophique.

En remontant dans l'histoire de ses ascendants, on ne trouve rien de semblable.

Seul son frère, atteint de cette même affection, est mort à l'âge de 14 ans. (M. Bergeron a communiqué cette intéressante observation à la Société médicale des hôpitaux, et dans les Archives de physiologie 1871-72, M. le professeur Charcot a publié une note sur l'état anatomique des muscles et de la moelle dans ce cas particulier.)

Ses deux sœurs, âgées, l'une de 10 ans, l'autre de 15 mois, sont en parfaite santé.

Début. — Jusqu'à l'âge de 3 ans, l'enfant marchait bien et courait comme tous les autres enfants. A partir de cette époque, une certaine faiblesse commença à se manifester dans les membres inférieurs ; les mouvements de flexion étaient plus particulièrement difficiles ; puis la maladie gagna les membres supérieurs dont les mouvements se limitèrent de plus en plus.

En 1867, dans l'observation du frère de cet l'enfant, M. Bergeron, ayant examiné le malade que nous avons actuellement sous les yeux, remarquait déjà que la musculature des membres inférieurs, paraissait se développer depuis quelques mois d'une façon exagérée et que la cambrure lombaire commençait à se prononcer.

Examen février 1874. — Quelques jours après son entrée à l'hôpital, l'examen fournit les renseignements suivants :

Intelligence peu développée, parole facile, sens légèrement obtus.

L'appétit est conservé et toutes les autres fonctions s'accomplissent assez régulièrement.

Dans la marche et la station, l'enfant présente tous les caractères principaux de la paralysie pseudo-hypertrophique : écartement des jambes, courbure lombo-sacrée allant jusqu'à l'ensellure, mouvements latéraux et alternatifs du tronc pendant la marche.

Il y a hypertrophie des mollets, des triceps cruraux et plus particulièrement du vaste externe gauche, des muscles lombo-iliaques à leur partie inférieure et des fessiers.

Pas d'hypertrophie appréciable des muscles des membres supérieurs, quoique la contractilité musculaire soit déjà très-affaiblie dans les deltoïdes et que les mouvements de flexion soient très-limités.

Les muscles de la face ne sont pas hypertrophiés. Sensibilité conservée.

18 *octobre* 1874. — Les divers essais thérapeutiques tentés pendant les mois d'août et septembre sont restés sans résultats; d'un autre côté, le mal n'a pas fait de progrès en ce sens que l'hyperplasie intra-fibrillaire n'a pas augmenté, sauf peut-être au niveau des masses sacro-lombaires; mais la marche est devenue complétement impossible. Bref les symptômes de paralysie se sont accusés davantage, sans que la lésion caractéristique des muscles ait paru s'accroître.

Cautérisations ponctiformes le long de la colonne vertébrale.

23 *septembre* 1875. — Sans aucun prodrome, on s'est aperçu par hasard hier, que sur la partie supérieure des cuisses et inférieure du ventre existait une éruption scarlatiniforme présentant un fond rosé, sur lequel se détache un piqueté assez mal caractérisé. Ce matin la rougeur est un peu plus vive et sur la gorge on constate une teinte d'un rouge brique avec pointillé très-net.

Cette scarlatine intercurrente a suivi une marche normale, sans présenter aucune complication.

2 *juin* 1877. — La maladie date de dix ans environ.

Depuis la dernière observation, l'état de l'enfant a été constamment en s'aggravant; il a toujours été forcé de garder le lit.

Les pieds bots équins qui étaient déjà très-apparents en octobre 1874, se sont prononcés davantage.

La plupart des mouvements sont devenus impossibles.

Cependant l'état général a peu varié : le malade mange bien et ses digestions sont bonnes.

En 1876, il eut à plusieurs reprises des douleurs abdominales d'un jour ou deux de durée qui se jugeaient par une diarrhée légère ; aujourd'hui ces coliques ont entièrement disparu.

Signalons ici un fait que nous avons également noté dans l'observation de la petite maladie du service de M. J. Simon ; depuis son entrée, l'enfant urinait et laissait aller les matières dans son lit. Au début, ces accidents étaient presque journaliers, mais depuis un an, ils sont devenus beaucoup plus rares et ne se renouvellent guère que tous les quinze jours.

L'intelligence de l'enfant est restée très-bornée ; c'est à peine s'il répond aux questions les plus simples qu'on lui pose.

Un examen detaillé fait constater ce qui suit :

Enfant pâle, masque facial sans aucune expression, les joues paraissent légèrement bouffies et se plissent à peine pendant le rire ou les grimaces.

Les muscles de la région antérieure du cou, notamment les *sterno-mastoïdiens*, ne forment plus qu'un relief à peine appréciable. Les *trapèzes* sont assez volumineux, mais ils sont mous et flasques.

Sur la partie supérieure du tronc les *pectoraux* ont à peu près disparu. Mais les espaces intercostaux ne sont pas devenus visibles, ce qui semble indiquer que les muscles *intercostaux* ne sont pas atrophiés.

En arrière, les masses spinales lombaires forment deux tumeurs volumineuses et d'une dureté notable.

Le *deltoïde*, le *triceps* aux bras, sont également hypertrophiés pendant que le *biceps* est très-diminué de volume.

L'avant-bras dans son ensemble est arrondi par atrophie, peu prononcée cependant, de ses *masses musculaires interne et externe*.

Les muscles des éminences *thénar* et *hypothénar* sont peu développés.

Les fesses et les cuisses nous ont paru présenter des dimensions à peu près normales, mais les muscles du mollet, *jumeaux* et *soléaire*, sont très hypertrophiés, très-durs à droite, mollasses à gauche, dans les moments même où l'enfant cherche à les contracter.

Les pieds sont déformés en pieds bots équins varus avec exagération de la voûte plantaire et orteils en griffe. Leur flexion est absolument impossible.

La coloration de toutes ces parties est normale ; les veines sous-cutanées n'offrent rien de particulier dans leur développement.

La sensibilité est partout conservée dans tous ses modes : tactile, thermique, douloureuse ; cette dernière semblerait plutôt exagérée : l'enfant se plaint d'un courant électrique, même faible, et qu'un autre enfant du même âge sent à peine ; il se plaint aussi à la moindre pression exercée pour constater le degré de consistance de ses muscles hypertrophiés.

Avec ces lésions musculaires aussi avancées, les mouvements volontaires sont presque complétement abolis : l'enfant se retourne avec peine dans son lit ; étant assis, il ne peut supporter la plus légère pression sur la tête sans l'incliner vers la poitrine. Les mouvements de flexion et d'extension des membres supérieurs sont à peu près nuls ; l'enfant, pour manger seul, est obligé de baisser la tête et de la porter, pour ainsi dire, au devant de la nourriture qu'il ne peut soulever. Il serre d'une façon insignifiante la main qu'on lui présente.

Même paralysie motrice des membres inférieurs ; l'enfant peut à peine les fléchir légèrement et les traîner d'un côté à l'autre du lit.

Un courant électrique (faradisation), assez fort pour provoquer des mouvements énergiques sur un enfant du même âge et bien portant, n'exerce qu'une action insignifiante, et, le plus souvent, est sans action aucune sur les muscles que nous avons énumérés plus haut, qu'ils soient augmentés de volume ou atrophiés.

OBSERVATION III.

Cléas (Maurice), âgé de 10 ans 1/2, entré le 4 novembre 1875, à l'hôpital Sainte-Eugénie dans le service de M. Cadet de Gassicourt, salle Saint-Joseph, lit n. 21. (Communiquée par M. Cadet de Gassicourt.)

Antécédents. — Son père jouit d'une bonne santé ; sa mère est morte de la poitrine.

L'enfant est né bien portant et a été élevé au sein jusqu'à l'âge de 18 mois environ.

En nourrice, il a eu une maladie grave qui ne peut être spécifiée et dès attaques d'éclampsie deux fois répétées pendant le travail de la dentition. Aucune autre maladie, ni rougeole, ni scarlatine, ni variole.

Il n'a commencé à marcher que vers l'âge de 2 ans 1|2 ; à cette époque il était très-maigre et les muscles du mollet étaient aussi peu développés que les autres.

Début. — Jusqu'à 7 ans, l'enfant marchait assez bien, quoique beaucoup moins facilement que les autres enfants de son âge ; il ne courait pas.

Depuis lors la marche est devenue plus difficile et depuis l'âge de 8 ans, il marche comme il le fait aujourd'hui ; du reste on n'a fait aucune observation particulière sur la manière dont-il marchait : ni sur l'écartement des jambes, ni sur le dandinement. Quant à l'ensellure elle semble avoir commencé vers l'âge de 5 ans et a augmenté jusqu'à 8 ans.

A partir de ce moment, elle paraît être restée stationnaire.

Les muscles des mollets ont commencé à grossir vers l'âge de 3 ou 4 ans, et ils ont continué jusqu'à 8 ans ; depuis cette époque, l'hypertrophie est restée stationnaire.

L'enfant qui paraît intelligent pour tous les menus détails de la vie a été envoyé à l'école à l'âge de 5 ou 6 ans et il n'a jamais pu apprendre ni à lire, ni à écrire.

Examen de l'enfant, le 13 novembre 1875.

L'enfant est entré à l'hôpital le 4 nov. Il est très-maigre et le volume des mollets, qui cependant n'est pas très-considérable, fait un contraste frappant avec la maigreur des cuisses, des bras et du tronc, la pseudo-hypertrophie portant exclusivement sur les gastro-cnémiens et sur la partie inférieure des muscles spinaux. La jambe au niveau du mollet, mesure 23 c. et la cuisse 26 c. des deux côtés.

Lorsque l'enfant est couché et que les muscles sont dans le relâchement, les gastro-cnémiens sont souples et l'hypertrophie des spinaux est à peine appréciable, mais dès qu'il les contracte tant soit peu, et particulièrement lorsqu'il se tient debout, la saillie s'acccuse très-manifestement aux mollets et est évidente aussi au niveau des spinaux. Ces muscles deviennent alors fermes et durs

Debout, l'enfant prend une position très-caractéristique, les jambes écartées l'une de l'autre, et les deux pieds distants de 20 cent.

L'ensellure est très-prononcée ; l'abdomen et la partie inférieure du thorax sont rejetés en avant, les épaules en arrière, dans le même ligne verticale que les fesses : la profondeur de l'ensellure est de 4 cent. environ.

Dans la déambulation, l'enfant a un dandinement très-remarquable, égal des deux côtés, ressemblant à la démarche exagérée d'un vieux cavalier ; d'ailleurs, la marche est très-difficile, lente et ne peut se prolonger longtemps.

Il n'y a pas chez l'enfant de pieds bots.

Contractilité électro-musculaire. — Le premier examen électrique avait donné les résultats suivants :

Les muscles des jambes et particulièrement les jumeaux se contractaient plus difficilement que ceux des cuisses, et la contractilité de ces derniers était elle-même un peu plus faible que celle des membres supérieurs.

Quant aux spinaux, leur contractilité ne paraissait pas amoindrie.

En un mot la diminution de la contractilité électrique ne portait que sur les muscles en apparence hypertrophiés.

Le 11 Janvier 1876. — Depuis le dernier examen, la scène a complètement changé.

Lorsqu'on veut faire tenir l'enfant debout, il ne peut y réussir seul.

Les muscles des mollets se roidissent peu et font une saillie considérable. Les cuisses sont légèrement fléchies sur les jambes ; le tronc tombe en avant et l'enfant prend un point d'appui avec les mains sur les cuisses.

Si on le laisse quelques instants dans cette position, il tombe bientôt du côté où on le fait pencher un peu, on constate aussi que

la jambe gauche mesure toujours 23 c. au niveau du mollet ;
la cuisse droite   id.   27 c.
la cuisse gauche   id.   27 c.
les deux bras   id.   15 1|2.
les deux avant-bras id.   14 1|2.

L'enfant étant couché, lève la jambe gauche, quoique avec difficulté ; il peut l'étendre et la fléchir avec une certaine lenteur.

Il peut à peine soulever la jambe droite de 4 à 5 cent, la jambe étant dans l'extension : il y a manifestement diminution de contractilité du triceps crural droit.

Le 16 Janvier 1876. — *Exploration électro-musculaire.*

Jambe gauche. — Contractions du long péronier latéral et de l'extenseur commun.—Ces contractions n'arrivent pas pour l'extenseur commun jusqu'à faire mouvoir le pied.

— Contractions incomplètes des adducteurs.

— Les fléchisseurs ne répondent pas du tout à l'exploration électrique.

Jambe droite. — Très-légères contractions de l'extenseur commun et du long péronier latéral.

— Les adducteurs et les fléchisseurs ne se contractent pas.

Cuisse gauche. — Légères contractions des extenseurs, des fléchisseurs, des abducteurs.

— Contractions beaucoup plus énergiques des adducteurs.

Cuisse droite. — Contractions des extenseurs très-notables.

— Faibles contractions des abducteurs,

Les fessiers se contractent énergiquement ainsi que les muscles abdominaux. Quant aux muscles du dos, la masse sacro-lombaire est peut-être un peu moins sensible aux courants, quoique en somme, elle se contracte bien.

Les muscles du bras, des avant-bras et des mains se contractent énergiquement ; les deltoïdes également, mais sous l'influence d'un courant plus énergique.

Les deux trapèzes se contractent aussi.

Le 17 Juin 1876. — L'enfant est parti à peu près dans le même état, sauf une légère aggravation dans les symptômes que nous avons signalés.

DÉBUT. — Le mode de début n'est pas exactement le même dans ces trois observations.

Deux des enfants sont nés bien portants ; ils ont été élevés au sein et n'ont rien présenté de particulier jusqu'à l'âge de 3 et 6 ans ; alors, sans cause occasionnelle appréciable, ils se sont plaints de *fatigue* insolite dans les membres inférieurs, la marche est devenue pénible ;

ils ont cessé de courir, sans accuser cependant aucune douleur en un point quelconque.

A 15 mois, au contraire le petit malade de, M. Cadet de Gassicourt a eu des convulsions plusieurs fois répétées ; en nourrice également, il a traversé une maladie grave ; enfin il n'a marché qne tardivement et toujours avec peine. A 7 ans seulement cette difficulté s'est prononcée davantage et tous les symptômes de la paralysie pseudo-hypertrophique se sont manifestés.

Dans notre 1re observation, on nous affirme que l'enfant a présenté, à diverses reprises, des accès de fièvre de plusieurs jours de durée ; mais cette fièvre éphémère peut tenir à bien des causes étrangères à la maladie que nous étudions et nous ne devons y attacher qu'une importance très-secondaire.

Première période. — Dès cette première période, à une époque qu'il est difficile de préciser, mais très-voisine du début, la démarche de ces enfants devient caractéristique ; à chaque pas ils s'inclinent du côté où ils posent le pied sur le sol, sans pouvoir s'en défendre : ils marchent en *se dandinant*.

Des balancements latéraux s'observent aussi chez l'enfant qui commence à marcher normalement, mais ils sont peu prononcés et ne tardent pas à disparaître ; tandis que dans la paralysie pseudo-hypertrophique, ils sont dus à la faiblesse des muscles petits et moyens fessiers, et comme cette faiblesse progresse sans cesse, ils augmentent et durent tout le temps de la maladie.

Duchenne, ne les ayant jamais observés chez les enfants atteints des autres espèces de paralysie, les considère comme un des caractères principaux de la paralysie pseudo-hypertrophique.

Chez deux de nos malades, nous trouvons noté un *écartement anormal des jambes* dans la station et la marche, écartement qui ne peut avoir d'autre but que d'assurer la stabilité de l'enfant, compromise par l'affaiblissement musculaire. Pourquoi cet écartement n'existe-t-il pas dans notre 1re observation? C'est que, suivant toute vraisemblance, l'affaiblissement musculaire n'est pas encore assez prononcé pour rendre cette précaution de l'enfant indispensable. Plus tard, si la maladie progresse, le fait se produira très-probablement.

Une autre conséquence de l'affaiblissement des muscles fessiers et aussi des spinaux lombaires accompagne, dans tous les cas que nous avons étudiés, l'apparition du dandinement; nous voulons parler de la *cambrure exagérée* de la région lombaire. Cette *lordose* est expliquée par les lois les plus simples de la statique, il nous suffira de quelques mots pour le prouver. Les extenseurs du tronc sont affaiblis; par cela même, toute la partie supérieure du corps tend à se porter en avant; mais pour rétablir l'équilibre et rentrer, pour ainsi dire, dans son centre de gravité, il suffit à l'enfant de rejeter en arrière la tête et les épaules. Contrairement à ce qui se passe à l'état normal, ce sont alors les muscles de l'abdomen qui, chargés de limiter ce mouvement en arrière, jouent le principal rôle dans la station.

On comprend immédiatement que cette ensellure ne doit exister que dans la station debout et la marche; dans la position assise, le centre de gravité de l'enfant pouvant être reporté en avant sans que l'équilibre en soit troublé, il se laisse aller, et une convexité plus ou moins prononcée, *Cyphose*, remplace la lordose que nous signalions.

L'affaiblissement musculaire des membres inférieurs et des extenseurs du tronc sur le bassin est donc le caractère principal de la 1.re période de la paralysie pseudo-hypertrophique, celui qui tient sous sa dépendance tous les symptômes que nous avons décrits : *troubles de la locomotion, balancements latéraux* du tronc pendant la marche, *lordose*.

Plus tard nous verrons cet affaiblissement se généraliser et par ses progrès incessants aux membres inférieurs, devenir le point de départ de ces pieds-bots équins presque constants dans les dernières périodes.

DEUXIÈME PERIODE. — Jusqu'ici nous n'avons pas encore expliqué l'épithète de *pseudo-hypertrophique*, attachée par Duchenne à la variété de paralysie que nous étudions. C'est qu'en effet, cette *pseudo-hypertrophie*, si importante dans le diagnostic de l'affection, n'apparaît pas en général dès le début et commence à se dessiner seulement après une période variable de plusieurs mois à un an. On conçoit d'ailleurs qu'il est très-difficile de remonter au début précis de ce développement musculaire.

Chez nos trois malades les renseignements que nous avons pu recueillir sont restés vagues sur ce point.

Au dire des parents, l'enfant qui fait le sujet de la 1re observation, marchait difficilement depuis 6 mois à peu près lorsque les fesses commencèrent à présenter un développement extraordinaire qui, depuis lors, n'a cessé d'augmenter.

Cette localisation de la pseudo-hypertrophie aux muscles fessiers seulement est assez rare ; dans la plupart des cas, et les observations II et III nous en offrent des exemples, la pseudo-hypertrophie débute par les gastro-cnémiens et les mollets pour envahir successivement les spinaux lombaires, les fessiers et quelquefois, comme Meryon et Coste en ont rapporté des exemples, se généraliser à tous les muscles, voire même aux muscles de la langue et au muscle cardiaque (Coste et Gioja).

Les deux premières périodes d'affaiblissement et d'hypertrophie peuvent, dans quelques cas, se confondre en une seule ; mais, quels que soient le mode d'extension et le moment d'apparition de la pseudo-hypertrophie, cette augmentation de volume a lieu progressivement et met un temps assez long, un an, un an et demi et plus encore, à atteindre son maximum.

Alors la maladie paraît rester stationnaire pendant plusieurs années ; la santé générale de l'enfant se maintient bonne, les grandes fonctions de respiration, de digestion, de circulation s'exécutent régulièrement et rien en apparence ne peut faire prévoir la gravité de l'affection.

Notre petite malade de l'Hôpital des Enfants est actuellement dans cette phase insidieuse que l'on pourrait appeler *période d'état*; chez les deux autres enfants, la maladie, plus avancée, est déjà parvenue à la période de généralisation et d'aggravation de la paralysie, qu'il nous reste à décrire.

Troisième période.— Après plusieurs années, disons-nous, l'affaiblissement musculaire, qui s'était localisé au début dans les membres inférieurs, s'étend aux membres supérieurs, aux muscles du cou, et l'enfant est condamné à une immobilité presque absolue.

Le petit malade de M. Bergeron peut à peine se mouvoir dans son lit; il ne résiste pas à la plus légère pression exercée sur sa tête; les mouvements volontaires des membres supérieurs sont à peu près nuls; pour manger seul, l'enfant est obligé de baisser la tête et de la porter au-devant de la nourriture qu'il ne peut soulever.

Nous rappelons ces détails parce qu'ils sont frappants, et font comprendre mieux qu'aucune description générale le triste état des malades à cette période.

Contrairement à ce qui se passe dans la période précédente, la pseudo-hypertrophie musculaire n'accompagne pas ici le développement de la paralysie; loin de là, les muscles parésiés dans cette troisième période s'atrophient pour la plupart, et le contraste ne tarde pas à devenir des plus frappants entre eux, et les muscles primitivement atteints, qui ont conservé leur volume exagéré de la deuxième période.

L'atrophie s'étend plus particulièrement à la partie supérieure du tronc, aux muscles du thorax, de l'omoplate, puis à ceux de l'abdomen, de la colonne vertébrale, aux adducteurs et aux fléchisseurs de la cuisse, aux deltoïdes, aux sterno-mastoïdiens (Kelsch). Elle se dissémine parfois irrégulièrement, et le même muscle, dans quelques cas, peut être hypertrophié sur un point, atrophié sur un autre.

Comme conséquence de l'effaiblissement progressif des muscles des membres inférieurs, nous voyons se produire ces *pieds bots* que nous avons déjà signalés et dont notre deuxième observation présente un type des plus remarquables. Ils sont doubles et appartiennent à la variété des *équins varus*; peu prononcés d'abord, ils augmentent progressivement jusqu'à ce que le malade ne puisse plus mettre le talon en contact avec le sol; la voûte plantaire se creuse, les premières phalanges se placent en extension exagérée sur les têtes des métatarsiens, tandis que les dernières sont infléchies : les orteils prennent la forme d'une griffe.

Ces équins, qui reconnaissent pour cause la prédominance d'action énorme des extenseurs du pied sur les fléchisseurs (Kelsch), se distinguent des équins par contracture, que l'on observe dans les affections cérébrales, par leur irréductibilité.

Tels sont les symptômes cliniques les plus importants de la paralysie pseudo-hypertrophique; il nous reste encore à faire l'étude de la *contractilité électrique* des muscles, de la *sensibilité*, et de quelques phénomènes inconstants qui ont été notés par les auteurs dans des observations particulières.

Exploration électro-musculaire.—Les résultats de l'exploration électro-musculaire ont été des plus contradictoires. Duchenne, qui concluait de ses premières recherches, en 1861, que la contractilité électro-musculaire reste normale dans la paralysie pseudo-hypertrophique, s'exprime ainsi dans son mémoire de 1868 : « Le hasard seul avait réuni ma première série de faits.

car je n'ai pas tardé à observer des cas dans lesquels la contractilité électro-musculaire était diminuée à des degrés divers. Dans un cas, j'ai même pu constater que cette propriété était normale à une certaine période de la maladie et profondément altérée à une période plus avancée. »

D'après Wernich (Deutches Arch. für. klin. Med. 1866), si on place les électrodes sur le muscle hypertrophié, la réaction est faible ou même nulle dans les cas où le tissu graisseux interstitiel est très-développé; mais agit-on directement sur le nerf correspondant au muscle en expérience, on obtient des contractions à peu près normales; l'excitation, du moins, est transmise à la totalité des fibres musculaires qui demeurent intactes, et les contractions que provoque le passage du courant, sont tout à fait en rapport avec l'énergie des contractions volontaires.

Bruchner (Deutches Arch., 1865) constatait, en 1865, que le galvanisme, dans la paralysie pseudo-hypertrophique, de même que dans certains cas de paralysies, soit rhumatismales, soit traumatiques, a le pouvoir de provoquer fréquemment des contractions musculaires, là même où la faradisation semble accuser une perte absolue de la contractilité électrique.

Enfin, plus récemment, Berger (Deutches Arch., 1872), résumait ainsi la question : « La contractilité électrique, tant galvanique que faradique, est diminuée ou abolie, si ce n'est tout à fait au début de l'affection. Dans quelques cas exceptionnels néanmoins, elle persiste intacte. »

W. Ord (Médico-chirurg. transactions, 1874), cite un

cas de paralysie pseudo-hypertrophique chez un garçon de 7 ans, malade depuis deux ans environ : difficultés de la marche, ensellure lombaire des plus prononcées, pseudo-hypertrophie des mollets datant de 10 mois, chez lequel tous les muscles du corps étaient sensibles à l'électricité faradique, ceux du mollet plus que tous les autres. Ce fait est tout à fait exceptionnel.

Chez les malades que nous avons pu étudier, nous avons trouvé constamment une diminution de la contractilité électro-musculaire (faradisation) d'autant plus prononcée que le tissu graisseux interstitiel était plus développé et les mouvements volontaires plus affaiblis.

Un courant même assez intense n'exerçait qu'une action insignifiante ou nulle sur la plupart des muscles du petit malade de M. Bergeron, et dans notre troisième observation les résultats, quoique moins absolus, étaient cependant très-manifestes.

Sensibilité. — Duchenne n'avait constaté aucun trouble de la sensibilité.

Seidel (Die Atrophia musculorum lipomatosa, 1867), qui a fait sur ce point des recherches minutieuses chez deux malades, l'a trouvée à peu près normale dans tous ses modes. Parfois cependant, dit-il, la sensibilité douloureuse était un peu exagérée, surtout au pourtour des articulations des membres paralysés.

Berger (*loco citato*) dit au contraire avoir rencontré, dans tous les cas qu'il a pu observer, des troubles notables, hyperesthésies, anesthésies, portant sur les divers modes de la sensibilité (tact, thermesthésie, douleur). Chez trois malades adultes, la paralysie, qui avait dans tous les cas débuté par les extrémités inférieures, s'accompagnait de violentes douleurs névralgiques dans les parties atteintes et de fourmillements. Plus tard, l'hyperesthésie fit place à de l'anesthésie.

Nous croyons que ces modifications de la sensibilité ont été notées plus fréquemment chez l'adulte que chez l'enfant ; nos malades avaient conservé leur sensibilité intacte dans tous ses modes. Seul, le petit malade de M. Bergeron présentait un léger degré d'hyperesthésie : il se plaignait à la moindre pression exercée sur ses muscles malades et le passage d'un courant électrique peu intense le faisait souffrir.

Contractions fibrillaires et crampes. — Quelques observateurs ont signalé des contractions fibrillaires, parfois même de véritables crampes dans les muscles malades. Ces faits sont rares et peu importants ; ils témoignent probablement de l'irritation des filets nerveux intermusculaires par les troubles nutritifs que révèle l'anatomie pathologique.

Troubles de la circulation capillaire. — Les troubles de la circulation capillaire sont plus fréquents.

Dans notre première observation, l'enfant présenta, quelques mois après le début de sa maladie, un gonflement considérable des extrémités inférieures, accompagné de cyanose et de refroidissement notable.

Ces colorations variant de la teinte rosée au rouge marbré ou bleuâtre, ou bien un développement anormal du système veineux sous-cutané, ont été signalés dans un grand nombre de cas, et ont donné lieu à d'intéres-

santes considérations sur la pathogénie de l'affection.
Kelsch admet comme explication de ces faits une simple
stase sanguine par absence de contractions musculaires; il ne croit pas que l'on soit en droit de les attribuer à une perturbation vaso-motrice.

Température. — La température des membres inférieurs affaiblis et hypertrophiés avait été trouvée normale par Duchenne.

Seidel, après des recherches très-précises, crut pouvoir affirmer que cette température était abaissée dans
la plupart des cas. Cependant, dans le fait publié par
W. Ord, que nous avons cité plus haut, et où il est fait
une mention spéciale de la température, des observations répétées montrèrent que cette température, au
niveau du mollet, dépassait de 1°,1 à 1°,4 cent. celle de
la cuisse. Après quelques minutes d'exposition à l'air,
les différences devenaient plus grandes et s'élevaient
jusqu'à 2°,2. De ce fait, l'auteur conclut à un trouble
vaso-moteur; nous reviendrons sur ce point en étudiant
la pathogénie de l'affection.

La température axillaire reste normale.

Troubles psychiques. Dans un grand nombre de cas,
et deux de nos observations rentrent dans cette catégo-
rie, l'intelligence des malades est peu développée.
Cependant, le plus souvent on ne constate aucun trouble
cérébral.

Toutes les autres grandes fonctions : respiration,
digestion, circulation, restent intactes jusqu'à la dernière période.

MARCHE, DURÉE, TERMINAISON.

L'étude détaillée que nous avons faite des trois périodes de la paralysie pseudo-hypertrophique nous permet de passer rapidement sur la marche de l'affection. Il nous suffira de rappeler que cette marche est généralement progressive, qu'après une durée moyenne de 8 à 10 ans, le malade réduit à ne plus pouvoir se servir de ses membres, végète encore un an ou deux dans le marasme, et finalement est emporté par une affection intercurrente, intéressant dans la plupart des cas les organes respiratoires : pneumonie, bronchite et broncho-pneumonie, pleuro-pneumonie et phthisie, affection laryngo-trachéale aiguë.

Le pronostic est, on peut le dire, presque absolument fatal, puisqu'on cite seulement deux cas heureux de Duchenne dans lesquels la maladie n'avait pas dépassé la première période.

Nous croyons intéressant de joindre à la description précédente l'observation d'un cas de paralysie pseudo-hypertrophique observé sur un adulte par Dyce-Brown et publié dans Edimb. med. journal, juin 1870. On y retrouvera, à peu de chose près, tous les symptômes que nous avons étudiés chez l'enfant.

Nous donnerons aussi plus loin la traduction d'une observation anglaise du docteur Balthazar Foster (The Lancet, 18 avril 1874), où le troisième degré de la maladie est traité avec le plus grand soin.

OBSERVATION IV.

Cas de paralysie pseudo-hypertrophique (de Duchenne) observé sur un adulte par Dyce-Brown (Edimb. med. Journal, 1870).

J. C. M., âgé de 26 ans, fut enfermé le 2 juin 1869, à la prison du Comté d'Aberdeen où il devait rester 9 mois. D'abord jardinier, il était bouquiniste depuis 4 ans. Dans ce dernier état, il prenait peu d'exercice et s'était bien porté jusqu'au mois qui précéda sa condamnation.

A cette époque, fin d'avril, il commença à ressentir de la faiblesse en marchant et des douleurs rhumatoïdes à la partie externe des cuisses ; il contracta une blennorrhagie et à son entrée à la prison, fut pris d'un eczéma de la face interne des jambes qui guérit rapidement..

Il continua à éprouver de la difficulté dans la marche et une faiblesse croissante dans les jambes ; mais il ne s'aperçut d'aucune augmentation de volume de ses muscles, jusqu'au commencement de juillet, un mois après son entrée à la prison. Il me dit alors que ses jambes étaient plus grosses qu'auparavant ; il dormait mal, paraissait lourd et stupide ; mais du reste, ses fonctions digestives s'accomplissaient régulièrement.

J'examinai ses cuisses à cette époque, elles étaient indubitablement plus grosses qu'à l'état normal ; au toucher, les muscles donnaient une sensation de fermeté, presque de dureté. Trois semaines plus tard, les mollets avaient subi une augmentation de volume parallèle et donnaient au doigt la même sensation ; les dimensions extraordinaires des membres inférieurs frappaient même à première vue. Le grand oblique de l'abdomen paraissait aussi visiblement augmenté de volume.

Au commencement de septembre, il se plaignit de sentir l'affaiblissement gagner ses bras : il devenait incapable de faire la corvée. Je trouve le biceps, aux deux bras, plus gros que de coutume, et plus dur, surtout pendant la flexion. L'avant-bras n'était pas augmenté, tout au contraire ; les mains étaient maigres et décharnées ; il avait de la peine à les fermer, ne pouvait serrer que d'une façon insignifiante, était tout à fait incapable de soulever un fardeau un peu lourd sans l'empêcher de tomber.

Il ne se plaignait plus de douleurs dans les membres, mais d'une faiblesse générale, d'une incapacité de se servir de ses bras, de défaillance dans la marche qui était lente, traînante ; les jambes s'écartent latéralement du corps et lui impriment un balancement caractéristique. Du reste, point de douleurs, ni de sensibilité dans aucune portion de la colonne vertébrale, pas d'anesthésie, pas plus de difficulté dans la marche, les yeux fermés que les yeux ouverts ; absence complète de mal de tête et de symptômes cérébraux, coloration normale de la peau,

Le 27 Octobre. — Les dimensions des membres étaient les suivantes :

circonf. du bras dans l'extension	10 pouces.
id. dans la flexion	11 p. 1|2.
circonf. de la cuisse au niveau du grand trochanter.	23 pouces.
au milieu.	22 »
au 1|3 inférieur	19 »
mêmes résultats aux deux cuisses.	
circonf. du mollet droit.	15 1|2
gauche.	15 »

Le 12 Janvier 1870,. Etat stationnaire, sauf que l'hypertrophie des muscles obliques de l'abdomen est plus accusée; les muscles du dos ne semblent pas atteints.

Les fessiers devaient, dès cette époque, avoir subi un léger degré d'augmentation, cependant cela ne devint visible qu'un mois plus tard.

L'urine ne renferme pas d'albumine, elle est acide ; son poids spécifique est 1020.

Aucune difficulté dans la miction ni dans les fonctions digestives.

Il se plaint maintenant d'avoir la vue faible, surtout de l'œil droit. Comme la prison n'offre pas un local favorable pour l'examen à l'ophthalmoscope, on recule l'examen jusqu'au 9 février, époque de son élargissement.

Je le vis à ce moment chez moi. La mensuration de ses membres donne les mêmes résultats qu'au 27 octobre 1869, sauf que les mollets sont devenus égaux en volume, et mesurent tous deux 15 1|2 pouces.

Les muscles fessiers paraissaient alors notablement plus gros qu'à l'ordinaire, mais ceux du dos paraissaient intacts et l'on ne voyait pas à la région lombaire la courbure antérieure, profonde que l'on observe habituellement et qui est due à l'envahissement des muscles spinaux par la paralysie.

A cette époque la pression des mains est encore plus faible qu'auparavant ; les mouvements de flexion et d'extension des doigts sont très-difficiles.

Après s'être assis sur une chaise, il a grand'peine à se relever, et quelques minutes après, se sent presque incapable de marcher. Sa démarche est de plus en plus chancelante, il n'est plus question depuis longtemps de courir ; il peut difficilement mettre et ôter ses bottes.

J'ajouterai que son poids qui, à son entrée en prison était de 157 livres, atteignait 162 livres à sa sortie, il avait donc augmenté de 5 livres.

Cet homme est retourné dans son pays, incapable d'aucun travail je n'ai pu le suivre davantage.

OBSERVATION V.

Paralysie pseudo-hypertrophique au troisième degré (paralysie de Duchenne), par le Dr Balthazar Foster (The Lancet du 18 avril 1874).

Dans la Lancet du 8 mai 1869, j'ai rapporté l'observation d'un jeune garçon atteint d'une paralysie pseudo-hypertrophique parvenue au deuxième degré, c'est-à-dire à la période d'augmentation du volume des masses musculaires. Comme il n'a été publié encore chez nous que peu de faits de ce genre, j'ai pensé que la description de l'état actuel de la maladie, qui est maintenant arrivée à sa troisième période, pourrait offrir quelque intérêt.

Lorsque je vis pour la première fois ce malade, le développement apparent des muscles était tel, qu'il ressemblait littéralement à un petit hercule. Cet état avait été précédé par une période de faiblesse musculaire et de gêne dans la marche. Aujourd'hui on constate l'atrophie et la paralysie générale, qui caractérisent le troisième degré.

L'enfant est rentré dans mon service vers la fin de l'année 1873. Son père racontait alors qu'après sa sortie de l'hôpital il avait éprouvé une difficulté de plus en plus grande dans la marche et que, pendant dix-huit mois, lorsqu'il voulait changer de place il était réduit à ramper sur le parquet.

Depuis quelques mois, il ne pouvait même plus ramper, et res-

tait immobile à l'endroit où on le plaçait. Son père l'enlevait de
son lit chaque matin et le mettait sur une chaise ou un canapé,
dont il ne bougeait pas de toute la journée.

L'atrophie des membres et l'impotence générale contrastaient
alors singulièrement avec l'état observé en 1869. L'enfant avait
grandi et grossi. Il avait bonne mine et son intelligence s'était
développée. Mais il était presque réduit à l'état d'une masse inerte,
et n'était capable que d'exécuter quelques légers mouvements latéraux du tronc, en prenant un point d'appui sur son bras droit.

La peau était sèche, rude au toucher, et marbrée. Ce phéno-
mène, limité au début aux extrémités inférieures, s'était maintenant étendu au tronc et aux bras. Lorsque l'enfant était debout,
soutenu par deux aides, dont les mains étaient placées sous ses
aisselles et sous ses ischions, il était incapable de faire le moindre
effort pour faire reposer le poids de son corps sur les membres
inférieurs. Ses jambes étaient dans la demi-flexion, s'appuyant sur
le sol par les orteils; les talons étaient relevés par l'action des
muscles du mollet. Quant aux tendons du jarret, ils opposaient à
l'extension un obstacle insurmontable. Le rachis offrait une courbure à convexité postérieure; la concavité sacro-lombaire ne pouvait être rétablie ni par le malade, ni par ceux qui le soutenaient.
Il existait en même temps une légère incurvation à gauche de la
colonne. Lorsqu'il était dans son lit, l'enfant pouvait, avec un peu
d'aide, se tenir assis, mais son aspect était alors des plus grotes-
ques. En effet, sa posture était une exagération de celle que prennent habituellement les tailleurs; le talon droit était relevé jusqu'au-dessous de l'arcade pubienne, tandis que la plante du pied
gauche venait s'appliquer sur le dos du pied droit. C'était là sa
position favorite. Pour se placer ainsi, il était obligé de prendre
ses pieds avec ses mains. En dormant, il reposait sur le côté gauche, les jambes et les cuisses relevées de manière que ses talons
touchaient ses fesses.

La circonférence des membres inférieurs avait diminué depuis
1869. Le mollet droit ne mesurait plus que 9 pouces 1/2, le mollet
gauche 9 pouces 1/4, au lieu de 11 pouces. La diminution du volume des cuisses était moindre. La droite mesurait 12 pouces, la
gauche 11 pouces 1/2 (soit 1/2 pouces et 1 pouce de moins qu'en
1869). Les muscles gastrocnémiens étaient encore assez fermes,
mais moins pourtant qu'auparavant: ils maintenaient les pieds

dans un état d'*équinisme*, qu'on ne pouvait pas réduire. Les seuls mouvements possibles du pied se réduisaient à une légère extension et à une flexion à peine perceptible des orteils. Les muscles du mollet, qui étaient d'un volume moyen, maintenaient la jambe fixée contre la cuisse. Les fessiers étaient encore assez durs, mais bien moins qu'auparavant. Il en était de même de la masse sacro-lombaire. Les muscles du tronc étaient tous très-atrophiés. Le ventre était gros et saillant. Le foie, augmenté de volume, débordait les fausses côtes de trois travers de doigt et formait une saillie très-nette au niveau de l'hypochondre et de l'épigastre. Il était élastique au toucher. La rate était normale. Le thorax était asymétrique, le côté droit l'emportant sur le gauche. Le sternum était saillant, dévié à gauche et formant une tumeur au niveau de la région précordiale.

Les mouvements respiratoires étaient peu étendus, surtout à gauche. Le murmure vésiculaire normal s'entendait dans toute la poitrine. La matité cardiaque était accrue latéralement et s'étendait d'un travers de doigt en dehors du bord droit du sternum à un demi-pouce en dehors de la ligne mamelonnaire gauche. La limite supérieure de la matité correspondait à la troisième côte, et la pointe battait au niveau de la sixième. Un souffle mitral systolique très-fort s'entendait dans toute la région précordiale. Son maximum était situé à un demi-pouce au-dessus de la pointe. On l'entendait très-distinctement dans l'aisselle et au niveau de la moitié gauche du rachis. Ce souffle n'existait pas en 1869.

Les muscles des extrémités supérieures étaient très-atrophiés et étaient devenus tellement faibles, que l'enfant ne pouvait porter les mains à sa bouche qu'en prenant un point d'appui sur ses coudes. Ce n'est qu'à cette dernière condition qu'il pouvait manger seul. Le bras droit était moins atrophié et jouissait d'une plus grande facilité de mouvement. Le deltoïde droit avait encore quelques faisceaux, tandis que le gauche avait presque complètement disparu. Les mains, maigres et décharnées, ne pouvaient presque plus saisir les objets : c'est tout au plus si l'enfant pouvait jouer avec de petits joujoux très-légers. La circonférence maximum du bras droit était de 5 pouces 1|4, celle de l'avant-bras de 5 pouces 1|2. Le bras gauche était un peu moins volumineux, et encore plus faible.

Lorsqu'on compare l'état actuel de cet enfant avec celui qu'il offrait en 1869, il ne faut pas oublier que près de cinq années s'étaient écoulées, et, qu'au lieu d'avoir affaire à un gamin de neuf ans, on se trouvait en présence d'un adolescent de quatorze ans. Cela explique le développement manifeste de l'intelligence chez lui. Le début de l'affection cardiaque avait échappé aux parents. Pendant son séjour à l'hôpital, le petit malade eut de temps à autre des palpitations. Il attrapa un jour une forte congestion pulmonaire accompagnée d'albuminurie, qui céda toutefois au traitement. Les fonctions digestives étaient bonnes, à part quelques indispositions résultant de repas trop copieux. Les sphincters avaient conservé leur tonicité.

L'ouïe et la vision n'ont jamais offert le moindre trouble. L'aspect marbré de la peau ne peut guère être attribué à la maladie, vu qu'il s'explique par l'insuffisance mitrale. La température des extrémités inférieures, prise au niveau de l'aine, du creux poplité et du mollet, était normale. L'asymétrie de la poitrine, et la courbure latérale du rachis s'expliquent par l'influence du poids des viscères (spécialement du foie hypertrophié), exerçant une pression sur les parois du thorax et de l'abdomen, lesquelles n'étaient plus soutenues par des muscles sains. Comme, en dormant, l'enfant se couchait toujours sur le côté gauche, le foie pressait toujours de ce côté, ce qui explique le sens des déviations.

La sensibilité générale au courant voltaïque était légèrement diminuée. Au niveau des nerfs elle était un peu accrue, ce qui tient probablement au rapprochement des électrodes par le fait même de l'émaciation. La contractilité électro-musculaire était très-faible. Quant au courant faradique, son action était extraordinairement faible. La contractilité électrique variant suivant les divers muscles, les plus gros étant ceux qui se contractaient le mieux (notamment les fléchisseurs, surtout à droite et aux membres inférieurs). Le deltoïde droit, surtout dans sa portion antérieure, répondait au courant faradique beaucoup mieux que celui du côté opposé qui avait presque entièrement disparu.

Durant le séjour de l'enfant à l'hôpital on a employé successivement les courants faradique et voltaïque, mais sans aucun résultat appréciable. C'est surtout sur les deltoïdes qu'a porté l'observation. Or, bien que les deux courants aient été employés sans relâche chacun pendant un mois, les muscles n'ont pas augmenté de volume, et l'élévation du bras n'a pas été rendue plus facile. La nutrition générale s'est améliorée; mais, si la faiblesse musculaire n'a pas en apparence augmenté, elle n'a certainement pas diminué non plus.

ANATOMIE PATHOLOGIQUE

L'anatomie pathologique de la maladie que nous étudions n'est pas encore parfaitement connue. Les circonstances ne nous ayant permis aucune recherche personnelle, nous nous bornerons à résumer ici les derniers travaux publiés sur ce sujet.

Les observateurs devaient diriger plus particulièrement leurs investigations vers l'examen des muscles et du système nerveux. Avant toute autopsie, et du vivant même du malade, des fragments de muscles retirés à l'aide de l'emporte-pièce histologique de Duchenne, et aussi, en Allemagne après excision directe, furent étudiés à l'œil nu et au microscope. Plus tard, trois autopsies permirent d'analyser plus complètement ces lésions musculaires et de rechercher s'il existait quelqu'altération du côté du système nerveux.

Après avoir fait connaître les premiers résultats obtenus par Duchenne dans l'examen des muscles sur le vivant, et les conclusions de son mémoire de 1868, nous exposerons les faits les plus saillants d'une note sur l'état anatomique des muscles et de la moelle dans un cas de paralysie pseudo-hypertrophique, publiée par M. le professeur Charcot dans les *Arch. de phys.* 1871-72. Cette autopsie résume l'état actuel de nos connaissances sur le point particulier qui nous occupe.

C'est en 1864 que Duchenne enleva pour la première fois à l'aide de son emporte-pièce, chez un petit garçon de

8 ans, atteint de paralysie pseudo-hypertrophique, des fragments des muscles jumeaux et deltoïdes.

Par la dissociation, on constata que des fibres musculaires peu nombreuses se trouvaient mêlées à une quantité considérable de tissu fibreux interstitiel au milieu duquel étaient disséminées, en plus ou moins grand nombre, des vésicules adipeuses de grosseurs différentes. La plupart des fibres avaient conservé leur diamètre ordinaire, quelques-unes cependant étaient amincies d'un tiers ou de moitié. Presque toutes avaient conservé leur striation, mais elle était plus fine qu'à l'état normal.

Dans son mémoire de 1868, Duchenne, après avoir passé en revue les recherches anatomo-pathologiques faites soit en Allemagne, soit en France, pose les conclusions suivantes : « 1_0 l'hyperplasie du tissu connectif interstitiel, avec production d'un tissu fibroïde plus ou moins abondant est la lésion fondamentale des muscles.

2° Elle siége dans tous les muscles paralysés, qu'ils aient ou non augmenté de volume.

3° C'est elle qui produit l'augmentation considérable des muscles, en raison directe de la quantité du tissu connectif et fibroïde interstitiel hyperplasié.

4° Le tissu connectif et fibroïde hyperplasié est ordinairement uni à une quantité minime ou moyenne de vésicules adipeuses.

Ou bien, d'après certains faits observés en Allemagne, il est remplacé par une quantité considérable de ces vésicules.

Ce dernier état me paraît être dans la paralysie

pseudo-hypertrophique, le degré le plus avancé de l'altération du tissu musculaire interstitiel.

5° La striation transversale est conservée dans toute la longueur de la plupart des fibres musculaires, mais elle devient alors extrêmement fine et peu apparente ; quelquefois les stries longitudinales étant elles-mêmes effacées, les sarcolemmes semblent contenir des vésicules adipeuses qui en réalité proviennent du tissu interstitiel ambiant, et qui d'ailleurs, diffèrent essentiellement, par leur aspect et leur confluence, des granulations qui caractérisent la dégénérescence graisseuse musculaire.

6° L'hyperplasie du tissu connectif interstitiel n'apparaît en général qu'à la 2ᵉ période de la maladie : elle me semble précédée d'un état fluxionnaire des muscles qui peut occasionner aussi une augmentation légère de leur volume ; dans la 1ʳᵉ période, la striation transversale me semble d'une extrême ténuité. »

Ces conclusions précises n'ont pas besoin de commentaires.

M. le professeur Charcot, dans sa note des *Arch. de phys.*, 1871-72, les confirme pour la plupart. Cette note nous intéresse tout particulièrement en ce sens que l'autopsie qui en fait le sujet est celle du frère du petit malade de notre 2ᵉ observation.

M. Bergeron a communiqué l'histoire de cet enfant à la Société méd. des hôpitaux, le 24 mai 1867 ; nous croyons inutile de la rapporter ici.

L'examen de MM. Charcot et Pierret porta sur :

1° Divers fragments provenant des muscles deltoïde, psoas, pectoral, sacro-lombaire.

.2° Le renflement cervical et la moitié supérieure de la région dorsale de la moelle épinière.

3° Divers tronçons pris sur les nerfs sciatiques, médians et radiaux.

4° Un fragment de la paroi musculaire du ventricule gauche.

A. ÉTUDE DES MUSCLES. Les *pectoraux* et les *sacro-lombaires* avaient pour ainsi dire échappé à l'hypertrophie apparente qui, à un moment donné, s'était emparée de la majeure partie des masses musculaires. Les *psoas* présentèrent aussi à l'autopsie une réduction de volume.

M. le professeur Charcot croit pouvoir considérer les altérations que présentent ces muscles comme constituant les premières phases du processus morbide.

Au contraire les phases ultimes peuvent être étudiées dans les *deltoïdes* considérablement augmentés de volume.

A l'œil nu : Les coupes du *deltoïde* offrent une coloration jaunâtre, l'aspect et la consistance d'une masse lardacée : caractères évidemment dus à l'interposition d'une grande quantité de tissu graisseux.

Les *psoas, sacro-lombaires, pectoraux* ont leur aspect normal; leur consistance toutefois est plus ferme, rappelant celle du tissu fibreux.

Au microscope :

1re *phase. Coupes transversales du psoas.* Les lamelles du tissu conjonctif, dépendances du pérymisium internum qui, à l'état normal, sont d'une ténuité extrême, sont remplacées par d'épaisses travées dont le diamètre égale sur certains points celui des faisceaux musculaires primitifs ou même le dépasse.

Ces travées sont constituées par du tissu conjonctif de formation récente, où les fibres lamineuses dirigées pour la plupart parallèlement au grand axe des faisceaux musculaires, sont entremêlées avec des noyaux embryoplastiques et des cellules fusiformes en assez grand nombre.

2e *phase*. — *Pectoraux, sacro-lombaires*. — Sur ces muscles dans lesquels l'évolution de l'altération paraît plus avancée, les noyaux et les cellules ont diminué de nombre ou semblent avoir disparu ; et les travées sont à peu près exclusivement formées de faisceaux de longues fibrilles onduleuses disposées parallèlement les unes aux autres, à contours très-nets, très-accusés.

3e *Phase*. — *Deltoïde*. — L'interposition de vésicules adipeuses entre les fibrilles onduleuses marque une nouvelle phase du processus; discrètes d'abord et comme perdues au milieu des faisceaux conjonctifs, elles se multiplient peu à peu au point de se substituer à ces derniers. Cette substitution graisseuse est presque générale dans le *deltoïde* où l'augmentation de volume était très-prononcée pendant la vie. On n'y trouve que de loin en loin, et seulement sur certains points, des îlots composés de tissu conjonctif fibrillaire et de faisceaux musculaires primitifs.

En un mot, la néoformation fibreuse représente la phase initiale du processus ; la substitution graisseuse, la période terminale, et à mesure que celle-ci progresse, le tissu fibrillaire et les faisceaux musculaires, tendent à disparaître.

Suivant quel mode s'opère cette disparition des faisceaux musculaires? Elle s'accuse déjà dès la première période alors que le tissu conjonctif interstitiel commence à s'hyperplasier en dehors de toute trace de substitution graisseuse.

Fait remarquable, la majeure partie des faisceaux musculaires, ceux-là même qui ont subi une atrophie très-prononcée, conservent jusqu'aux dernières limites de l'émaciation, la *striation* en travers la mieux accentuée. Ni la gaîne du sarcolemme, ni les noyaux qu'elle renferme ne présentent d'altérations, et quant à la substance musculaire on n'y observe aucune trace de la dégénérescence granulo-graisseuse.

Telle est la règle; on rencontre cependant çà et là quelques rares faisceaux où les stries transversales font défaut, tandis que une striation longitudinale y est devenue très-apparente; d'autres faisceaux, absolument privés de toute striation, ont une apparence hyaline et sont chargés de granulations. Il en est d'autres enfin, ceux-là toujours du plus petit diamètre, dont la substance musculaire paraît divisée en fragments où la striation en travers est encore très-manifeste, et dans l'intervalle desquels se sont accumulés des amas plus ou moins nombreux de noyaux qui distendent la gaîne du sarcolemme. Mais en somme, il est rare que les faisceaux musculaires présentent l'un quelconque de ces modes d'altération.

Ces résultats permettent à M. le professeur Charcot

de reconstituer, au moins dans ce qu'il a de plus général, le mode d'évolution de l'altération musculaire propre à la paralysie pseudo-hypertrophique :

A l'origine, dans une première phase qui paraît répondre à la première période clinique d'affaiblissement musculaire, sans hypertrophie apparente, parfois au contraire avec atrophie manifeste de certains muscles, l'hyperplasie connective et l'atrophie simple d'un certain nombre de faisceaux musculaires sont les seules lésions qu'on observe.

Dans la 2ᵉ période, alors que les muscles paralysés commencent à augmenter de volume, cet accroissement, souvent énorme, serait dû presque toujours au développement du tissu adipeux qui se substitue, comme nous l'avons vu, aux faisceaux connectifs et aux faisceaux musculaires. Cette opinion diffère quelque peu de celle de Duchenne qui attribue l'hypertrophie apparente au fait seul de l'hyperplasie conjonctive.

Ces conclusions posées, M. Charcot se demande en quoi consiste le processus morbide qui, dans la paralysie pseudo-hypertrophique, détermine l'altération du tissu musculaire. « Je suis frappé, comme bien d'autres, dit-il, des analogies qui existent entre cette altération et celle qui, lorsqu'il s'agit des viscères, est désignée généralement sous le nom de *cirrhose* ou encore de *sclérose* ; et je ne vois pas qu'on ait jamais formulé d'objections sérieuses contre ce rapprochement ; seule la circonstance que l'invasion du tissu graisseux se produit, à une certaine époque de l'affection, d'une manière fatale, au moins dans quelques muscles, me paraît constituer, dans l'espèce, un caractère vraiment distinctif ; si bien

que la dénomination de paralysie *myo-sclérosique*, pro-
posée par Duchenne, ne devrait rigoureusement s'appliquer qu'aux premières périodes, tandis que celles
d'*atrophia musculorum lipomatosa* (Seidel), de *lipomatosis
luxurians* (Heller), généralement usitées par les auteurs
allemands, conviendraient seulement aux périodes
avancées. »

B. Examen du système nerveux. — Les recherches ré-
centes de M. Charcot relatives à l'anatomie et à la physiologie pathologiques des amyotrophies spontanées ont
permis, on le sait, de rattacher à une lésion de certaines
régions déterminées de la moelle un bon nombre de
ces affections.

Eulenburg et Cohnheim, 1866, n'avaient trouvé aucune altération, même microscopique des centres nerveux.

MM. Charcot et Pierret, arrivèrent au même résultat
négatif; les faisceaux blancs antéro-latéraux et posté-
rieurs étaient dans un état d'intégrité parfaite ; la
substance grise ne présentait aucune trace d'altération ;
les cornes antérieures n'étaient ni atrophiées, ni défor-
mées ; la névroglie y avait sa transparence accoutumée
et les cellules nerveuses motrices, en nombre normal,
n'offraient aucune déviation du type physiologique. —
Enfin les racines spinales tant antérieures que posté-
rieures ont paru également parfaitement saines.

La conclusion de M. Charcot est donc celle-ci : suivant toute vraisemblance la paralysie pseudo-hypertrophique doit être considérée comme indépendante de

toute lésion appréciable de la moelle épinière ou des racines nerveuses.

C. GRAND SYMPATHIQUE, NERFS PÉRIPHÉRIQUES. — Mais si les lésions musculaires ne relèvent pas de l'atrophie des cellulules nerveuses des cornes antérieures, ne doivent-elles pas être rattachées à quelque lésion du grand sympathique ou des nerfs périphériques ?

Le grand sympathique n'a pas été étudié par M. Charcot (dans le cas d'Eulenburg et Cohnheim il avait été trouvé absolument sain).

Les nerfs sciatiques, médians, radiaux n'étaient pas altérés ; seul un petit filet nerveux appartenant au psoas présentait une lésion remarquable consistant en une hypertrophie très-prononcée des cylindres d'axe.

D. PAROIS DU CŒUR. — Signalons enfin ce fait, que la paroi du ventricule gauche du cœur ne participait nullement aux altérations qui se montraient si prononcées sur les muscles des membres.

Nous avons cru devoir citer presque textuellement cette longue autopsie qui eut été dénaturée dans un résumé sommaire.

Hyperplasie du tissu connectif interstitiel, plus tard interposition de vésicules adipeuses entre les faisceaux des fibres conjonctives, diminution du diamètre transversal et atrophie simple des fibres musculaires au milieu du tissu connectif ou adipeux nouvellement formé ; avec intégrité absolue de l'axe cérébro-spinal, telles sont en somme les lésions caractéristiques de la paralysie pseudo-hypertrophique.

Avant de rien décider à l'égard de l'état anatomique du grand sympathique et des nerfs périphériques, de nouvelles recherches sont nécessaires.

Est-il besoin de faire remarquer ici avec M. le professeur Charcot qu'aucune des lésions musculaires que nous venons de décrire n'appartient en propre à la paralysie pseudo-hypertrophique et ne saurait suffire à la spécifier.

« Ainsi l'hypertrophie du tissu conjonctif interstitiel avec atrophie simple des fibres musculaires, se trouve par exemple à la suite des lésions traumatiques des nerfs et dans quelques cas de paralysie infantile spinale. Quant à la substitution graisseuse avec ou sans accroissement de volume du muscle, elle peut se produire à titre de complication éventuelle, encore dans la paralysie spinale de l'adulte, et dans bien d'autres circonstances qu'il serait trop long d'énumérer. Il est à noter qu'en pareil cas la substitution graisseuse des muscles paraît se rattacher quelquefois à une lipomatose généralysée, qui s'accuse en particulier par l'accumulation du tissu adipeux sous la peau et dans les cavités viscérales. »

Mais, de ce fait, devons-nous refuser toute autonomie à la paralysie pseudo-hypertrophique et, comme Muller, rattacher tous les faits qui ont été publiés sous ce titre à l'une des formes d'amyotrophie liée à l'atrophie des cellules nerveuses motrices? Nous ne pouvons l'admettre. Sans rappeler ici l'absence de lésions médullaires, qui paraît aujourd'hui définitivement démontrée, la physionomie toute spéciale de la maladie lui assure une place à part dans le cadre nosologique, bien en dehors de toutes les formes d'amyotrophie spinale.

DIAGNOSTIC.

Le diagnostic de la paralysie pseudo-hypertrophique, disions-nous au commencement de ce travail, ne peut offrir de difficultés sérieuses que tout à fait au début ou bien dans les périodes ultimes de la maladie.

A sa période d'état, l'affaiblissement progressif des membres inférieurs, les modifications de la station, de la marche, et l'hypertrophie d'un certain nombre de muscles ne peuvent laisser aucun doute dans l'esprit.

Coxalgie double. — Lorsqu'on voit pour la première fois, debout et habillée, notre petite malade de l'hôpital des Enfants, on peut attribuer la cambrure exagérée qu'elle présente et sa démarche pénible à une *coxalgie double*, mais l'examen le plus sommaire ne tarde pas à démontrer que les articulations coxo-fémorales sont parfaitement saines.

Mal de Pott. — Il ne s'agit pas davantage d'un *mal de Pott*, l'enfant n'accuse aucun point douloureux, son état général est très-bon, la gibbosité du mal vertébral n'existe pas.

Rachitisme. — Le *rachitisme* ne peut pas évidemment être ici en cause.

Paralysie spinale infantile. — Pourrait-on confondre la maladie que nous étudions avec la *paralysie spinale infantile;* l erreur nous semble dans tous les cas bien facile à éviter.

Au lieu d'avoir la marche lente, progressive, apyrétique de la paralysie pseudo-hypertrophique, la paralysie spinale de l'enfance débute brusquement, dans la plupart des cas, par un mouvement fébrile parfois accompagné de convulsions générales.

La paralysie, arrivée à son maximum dès les premiers instants, diminue et se localise bientôt dans un plus ou moins grand nombre de muscles. La contractilité électrique est affaiblie dès l'origine dans les muscles paralysés et revient après un certain temps dans ceux dont le tissu n'a pas été altéré. Plus tard, les déformations partielles et variées des membres s'accompagnent de l'atrophie des muscles et du tissu osseux, dans les régions où l'innervation ne s'est pas rétablie.

La *marche tardive* quelle qu'en soit la cause, dans les premières périodes, et dans les périodes plus avancées, *l'atrophie musculaire progressive* nous paraissent beaucoup plus difficiles à distinguer de la paralysie pseudo-hypertrophique.

Marche tardive. — Duchenne, dans son Mémoire de 1868, admet deux variétés de marche tardive :

L'une par arrêt de développement de la faculté coordinatrice qui préside à l'équilibration et aux mouments instinctifs de la marche.

Dans ce cas il n'y a pas affaiblissement de la motricité, la contractilité électro-musculaire est normale.

L'autre occasionnée par certaines paralysies de cause cérébrale (méningite, tumeur encéphalique) ; mais dans

ces circonstances, on n'observe ni enseliure, ni écarte=
ment des jambes, ni dandinement — par contre, les
troubles intellectuels sont presque constants, il y a per-
sistance des mouvements réflexes et intégrité absolue
de la contractilité électrique.

Atrophie musculaire progressive de l'enfance. — On ne
saurait méconnaître que la paralysie pseudo-hypertrophique se confond par beaucoup de points avec l'*atrophie musculaire progressive.*

De part et d'autre, une paralysie lente envahit progressivement la plupart des muscles soumis à la vo-
lonté; de part et d'autre, ces muscles subissent en
même temps des altérations profondes dans leur struc-
ture; des deux côtés encore, la prédilection pour le sexe
masculin et la prédisposition congénitale tiennent le
premier rang dans l'étiologie.

Cependant, si nous suivons pas à pas la description
que Duchenne nous a laissée de l'*atrophie musculaire
progressive de l'enfance*, nous trouvons dans la marche
générale des deux affections, dans le mode d'extension
des lésions musculaires, dans ces lésions elles-mêmes
des caractères distinctifs de grande valeur.

L'atrophie musculaire progressive de l'enfance débute
vers l'âge de cinq à sept ans par la face où elle atrophie
quelques muscles, principalement l'orbiculaire des lèvres
et les zygomatiques.

Après une période stationnaire de plusieurs années,
elle envahit les membres et le tronc, où elle marche de
la même manière que chez l'adulte, c'est-à-dire qu'elle
suit une marche descendante, en attaquant d'abord les

muscles des membres supérieurs et ceux du tronc, et
en ne s'étendant aux membres inférieurs que dans une
période assez avancée.

Les muscles s'atrophient partiellement, irrégulièrement, les uns après les autres, et l'affaiblissement ne
porte que sur les mouvements propres aux muscles
atrophiés, en raison directe du degré de l'atrophie.

Tels sont les caractères cliniques de l'atrophie musculaire progressive de l'enfance, bien différents ou le
voit de ceux de la paralysie pseudo-hypertrophique,
qui procède de bas en haut, abolit les mouvements
d'emblée et simultanément dans un grand nombre de
muscles moteurs dont quelques-uns s'hypertrophient
plus tard.

Nous passons sous silence le diagnostic histologique
fait à l'aide du trocart explorateur de Duchenne; cet
examen, qui présente toujours un certain danger, nous
semble, dans la plupart des cas, inutile, et nous croyons
que dans l'intérêt même du malade, il est bien préfé-
rable de s'en abstenir.

ÉTIOLOGIE.

Age. — Dans les premières observations de Duchenne, les troubles de la motilité apparurent à l'âge où
les enfants apprennent ordinairement à marcher; aussi
conclut-il que cette maladie était congénitale; plus
tard il reconnut qu'elle pouvait débuter vers l'âge de
5 à 13 ans, mais jamais il n'observa chez l'adulte rien
d'analogue à la paralysie pseudo-hypertrophique de
l'enfance.

Berger (loco citato) a recueilli des faits qui montrent que la maladie n'est pas spéciale à l'enfance et qu'elle peut aussi se développer chez l'adulte, généralement alors sous l'influence du froid humide, des fatigues musculaires ou d'une pyrexie comme la variole ou la rougeole,qui joueraient le rôle de causes occasionnelles. Cet auteur a eu l'occasion d'observer trois cas chez l'adulte; c'étaient des hommes âgés de 24, 28 et 31 ans. Le cas de Dyce-Brown que nous avons rapporté plus haut est encore un exemple de paralysie pseudo-hypertrophique développé chez l'adulte.

De l'étude de tous les faits connus, on peut conclure que dans plus de la moitié des cas la maladie a débuté dans les premières années de l'existence; elle devient moins fréquente à une époque plus avancée et disparait assez rapidement après l'âge de la puberté.

Chez les petites filles, la maladie s'est développée généralement plus tard que chez les garçons.

Sexe. — D'une façon générale, d'ailleurs, le sexe masculin y semble plus prédisposé que le sexe féminin, puisque sur soixante-dix cas environ qui sont dans la littérature médicale, soixante-deux appartiennent au sexe masculin. Lorsque plusieurs enfants d'une même famille sont atteints, la maladie choisit presque toujours les garçons; c'est ainsi que Meryon a vu dans une famille de huit enfants les quatre garçons frappés de paralysie pseudo-hypertrophique, les filles demeurant indemnes.

Hérédité. — Les observations de Duchenne ne lui offrirent aucune trace d'hérédité. La prédisposition *con-*

génitale, dans quelques cas même *héréditaire*, est cependant aujourd'hui hors de toute contestation ; nous avons vu que le petit malade de M. Bergeron avait perdu un frère, il y a quelques années, de paralysie pseudo-hypertrophique et qu'ils avaient été frappés tous deux à l'exclusion de leurs sœurs.

Dans dix relations, deux, trois, quatre enfants mâles de la même famille sont atteints successivement de la même manière.

Les malades étant tous emportés dans l'adolescence, on comprend qu'il ne puisse y avoir de transmission directe des parents aux enfants ; mais quelques faits tendent à prouver que les filles, qui semblent si réfractaires à la maladie dont sont atteints leurs frères, peuvent en revanche la transmettre à leurs enfants.

Causes accessoires. — Comme causes accessoires, on a signalé les logements froids et humides, la scrofule, une rougeole antérieure, des convulsions ; mais ces causes sont bien banales et ne doivent jouer qu'un rôle très-secondaire dans le développement de la maladie.

PATHOGÉNIE.

Ce chapitre sera nécessairement très-incomplet.

Quoique bien des théories aient été émises au sujet de l'origine et de la nature de la paralysie pseudo-hypertrophique, aucune n'est entièrement satisfaisante. Cependant, après l'étude clinique que nous venons d'achever, nous croyons qu'il est au moins intéressant de réunir et de comparer entre elles ces différentes théories; nous les exposerons, d'ailleurs, très-sommairement.

Lésion cérébrale. — Dans son édition de 1861 de l'Électrisation localisée, Duchenne s'était arrêté à l'hypothèse d'une lésion cérébrale, hypothèse qu'il abandonna bientôt, mais qui fut reprise après lui par le D' Langdon (W. Milleford, *Medical Times and Gazette*, 1873). Cet auteur s'appuyait, pour formuler ses conclusions, sur l'observation de neuf cas de paralysie pseudo-hypertrophique avec défaut du pouvoir intellectuel.

Lésion médullaire. — Nous avons signalé déjà les travaux de Muller, qui, refusant toute existence propre à la paralysie pseudo-hypertrophique, croit pouvoir la rattacher, dans tous les cas à l'une des formes d'amyotrophie liée à l'atrophie des cellules nerveuses motrices de la moelle.

Lésion des nerfs trophiques. — Pour Berger (Recherches sur la paralysie pseudo-hypertrophique, Deutches Arch. klin, 1872), l'altération musculaire serait consécutive à un trouble des *nerfs trophiques*; les nerfs trophiques, destinés aux muscles, paraissent suivre le trajet, non pas des nerfs moteurs, mais des nerfs sensitifs; de là, fréquence des troubles de la sensibilité accompagnant les lésions trophiques des muscles. Les nerfs trophiques agissent probablement comme modérateurs de la nutrition des éléments, car leur destruction est suivie d'une hypertrophie irrégulière ét exagérée des éléments auxquels ils se rendent; l'atrophie ne survient que plus tard, au bout d'un temps plus ou moins long.

Comme conclusions, l'auteur se croit autorisé à ranger la paralysie pseudo-hypertrophique parmi les tropho-névroses musculaires.

Althaus (W. Milleford, *Medical Times and Gazette*, 1873), de l'étude de plusieurs cas où il constata une élévation de température des parties malades, conclut également à une lésion des *nerfs trophiques*.

Lésion des nerfs vaso-moteurs. — Dans une note sur un cas de paralysie pseudo-hypertrophique que nous avons déjà mise à contribution (Medico-chirurg. transactions, 1874), W. Ord, se fondant, lui aussi, sur une élévation sensible de la température au niveau des parties malades, admet un trouble, non pas des nerfs trophiques, comme les précédents, mais des nerfs vaso-moteurs, et insiste sur la nécessité d'examiner le grand sympathique dans les autopsies. Nous avons vu que Cohnheim avait vainement cherché des altérations dans ce nerf.

Sans entrer dans la discussion de ces théories, nous nous bornerons à rappeler, en terminant, les conclusions de M. le professeur Charcot que nous avons déjà fait connaître au chapitre de l'anatomie pathologique.

La paralysie pseudo-hypertrophique paraît être une *myosite interstitielle chronique*, sorte de sclérose musculaire présentant la plus grande analogie avec les scléroses viscérales et ne s'en distinguant que par un trait caractéristique : la transformation en vésicules adipeuses du tissu conjonctif de nouvelle formation ; quant à expliquer cette altération elle-même du tissu connectif interstitiel, c'est un problème qui n'est pas encore résolu.

TRAITEMENT.

Nous ne dirons que quelques mots du traitement, les différents moyens thérapeutiques employés jusqu'ici étant restés presque constamment sans résultats.

Dans la première période d'affaiblissement musculaire, Duchenne conseille la faradisation directe secondée par l'hydrothérapie et le massage; à l'aide de cette méthode, il obtint la guérison dans deux cas bien constatés de paralysie pseudo-hypertrophique.

Nous reproduisons un de ces cas inséré dans son mémoire de 1868.

OBSERVATION VI (empruntée au mémoire de Duchenne).

Paralysie pseudo-hypertrophique à sa première période ; début à 7 ans 1/2; guérison, 1863.

X. garçon. né bien conformé, d'une bonne constitution et d'une bonne santé habituelle, est atteint vers l'âge de 7 ans et demi, en février 1863, sans cause connue, sans fièvre et sans convulsions, d'affaiblissement des membres inférieurs, affaiblissement plus prononcé à droite, avec balancements latéraux et alternatifs du tronc et écartement des jambes pendant la déambulation. Trois ou quatre mois plus tard, augmentation légère du volume des mollets.

En septembre 1863, lorsque je suis appelé à soigner ce jeune malade, je constate l'ensemble des symptômes caractéristiques de la paralysie pseudo-hypertrophique mais l'hypertrophie apparente est légère et limitée aux gastro-cnémiens : l'ensellure pendant la station et la marche est modérée (son père affirme qu'elle a augmentée).

Guérison en six mois sous l'influence de l'hydrothérapie, du massage et de quelques excitations faradiques.

Ce traitement, appliqué au moment où la maladie est arrivée à la seconde période, n'a produit qu'une amélioration passagère et n'a pas empêché sa marche progressive ni sa terminaison fatale. Cependant, Duchenne propose encore d'expérimenter l'action des courants continus associés à la faradisation musculaire directe, et de joindre à ce traitement électrique soit l'iodure de potassium à l'intérieur, soit le nitrate d'argent, ou les préparations phosphorées, les différents médicaments, en un mot, qui paraissent agir sur certains états morbides des centres nerveux.

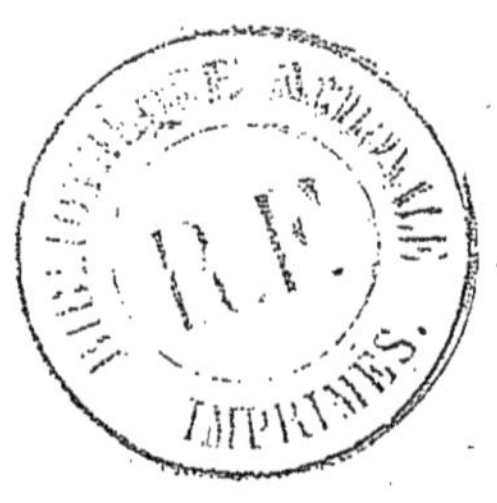

Paris. — A. PARENT, imprimeur de la Faculté de Médecine, rue M.-le-Prince, 29-31.

www.ingramcontent.com/pod-product-compliance
Ingram Content Group UK Ltd.
Pitfield, Milton Keynes, MK11 3LW, UK
UKHW021627090726
13657UKWH00004B/1515